BEI GRIN MACHT SICH IHR WISSEN BEZAHLT

- Wir veröffentlichen Ihre Hausarbeit, Bachelor- und Masterarbeit

- Ihr eigenes eBook und Buch - weltweit in allen wichtigen Shops

- Verdienen Sie an jedem Verkauf

Jetzt bei www.GRIN.com hochladen und kostenlos publizieren

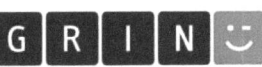

Planung eines multimodalen Stressmanagement-Konzepts für einen Pflegedienst

Ina Müller

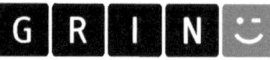

Bibliografische Information der Deutschen Nationalbibliothek:

Die Deutsche Nationalbibliothek verzeichnet diese Publikation in der Deutschen Nationalbibliografie; detaillierte bibliografische Daten sind im Internet über http://dnb.d-nb.de abrufbar.

ISBN: 9783389012482
Dieses Buch ist auch als E-Book erhältlich.

Deutsche Hochschule für
Prävention und Gesundheitsmanagement
Hermann-Neuberger-Sportschule 3
66123 Saarbrücken

Hausarbeit

Studiengang	**Master of Arts Prävention und Gesundheitsmanagement**
Studienmodul	**Stressmanagement I**
Datum Präsenzphase (siehe Ergebnisdokumentation)	**24.01.-26.01.2024**
Aufgabe	**Entwicklung eines multimodalem Stressbewältigungskonzepts für das Unternehmen Take Care GmbH**

Inhaltsverzeichnis

1 Zielgruppe

1.1 Beschreibung der Zielgruppe

Bei dem Unternehmen Take Care GmbH handelt es sich um einen stationären Pflegedienst für Erwachsene jeder Altersstufe mit Sitz in Stuttgart. Die Take Care GmbH bietet pflegebedürftigen Menschen stationär die bestmögliche Versorgung an. Das Unternehmen hat 56 Mitarbeiter. In der Pflegebranche sind überwiegend Frauen tätig und stellen auch im Unternehmen Take Care GmbH einen großen Anteil in der Belegschaft dar. Alle Mitarbeiter befinden sich aktuell im Alter zwischen 24 – 55 Jahren. Der Altersdurchschnitt liegt derzeit bei 43 Jahren.

Der Pflegedienst bietet eine 24 Stunden Rufbereitschaft an. Dies bedeutet für die Beschäftigten, dass sie in einem 3-Schicht-System (Nacht-, Früh- und Spätschicht) eingeteilt werden. Die 5 Führungskräfte haben jeweils 10 bis 15 Mitarbeiter in ihrem Team.

Die Aufgaben des Pflegedienstes, je nach gesundheitlichem Bedarf, sind An- und Auskleiden, Körperpflege und Ganzkörperwaschungen mit Hautpflege.

Das Pflegepersonal steht vor verschiedenen Gesundheitsrisiken und Belastungen, die mit der Ausübung ihres Berufes verbunden sind. Durch das Umlagern, Umsetzen und Heben der Patienten, wird auf physischer Ebene besonders der Rücken stark belastet. Der Austausch von emotional berührenden Themen, wie schwere Krankheiten, Nähe zum Tod sowie soziale Probleme der Patienten, kann das Pflegepersonal psychisch stark beanspruchen. Zudem steht das Pflegepersonal oft unter großem zeitlichen Druck und dem zusätzlichen Anspruch, sich um das Wohlergehen der Patienten zu sorgen. Dies kann zu Stress, Angstzuständen, Depression und Burnout führen. Arbeitsabläufe und Schichten werden so gut wie möglich zwei Wochen im Voraus von der Führungskraft geplant. Neue Patienten oder Notfallsituationen können diese sowie die Reihenfolge der Tätigkeiten wieder aufheben. Ein längeres Verweilen durch Pflege oder emotionale Anteilnahme beim Patienten führt zu kürzeren Pausen oder Überstunden.

1.2 Stressauslöser

Im Unternehmen Take Care GmbH können fünf mögliche Stressauslöser am Arbeitsplatz in verschiedenen Belastungsbereichen auftreten. Dies sind Folgende:

1. Arbeitsinhalt, Stressauslöser: Emotionale Inanspruchnahme

Die hohe emotionale Inanspruchnahme, ausgelöst durch den Umgang mit emotional stark berührenden Ereignissen und Situationen wie z.b. schwere Krankheit, Begleitung von Sterbeprozessen oder soziale Probleme der Patienten, können den Mitarbeiter beanspruchen und belasten.

2. Arbeitszeit, Stressauslöser: fehlende Erholungszeit

Durch die hohe Arbeitsintensität, bedingt durch Personalmangel und durch persönlichen Austausch mit Patienten, haben die Mitarbeiter nur selten Zeit für eine Pause oder verzichten auf diese. fehlende Erholungszeit kann zu Erschöpfung und Stress bei den Mitarbeitern führen.

3. Arbeitszeit, Stressauslöser: Schichtarbeit

Das Unternehmen Take Care GmbH betreut seine Patienten rund um die Uhr. Das bedeutet, dass die Schichten alle zwei Wochen wechseln. Der Wechsel der Schichten ist ein möglicher Stressor, der die Schlafqualität beeinträchtigen kann. Mangelhafte Schichtplanung kann erschwerend hinzu kommen und die Beschäftigten aus deren natürlichen Biorhythmus bringen. Dies kann letztendlich zu Schlafstörungen führen. Angestellte mit Kindern müssen sich je nach Einteilung der Schicht privat organisieren, um die Betreuung der Kinder gewährleisten zu können. Auch mögliche Freizeitaktivitäten und das Pflegen sozialer Kontakte sind durch Schichtarbeit nur eingeschränkt möglich.

4. Arbeitsumgebung, Stressauslöser: ergonomische Faktoren (Rückenschmerzen)

Schwere körperliche Arbeit, wie z.B. Umlagern, Umsetzen und Heben der Patienten, kann auf physischer Ebene auf Dauer zu Rückenproblemen und Muskelverspannungen führen. Diese körperliche Beanspruchung kann ein Stressauslöser für die Mitarbeiter auf psychischer und physischer Ebene darstellen.

5. Arbeitsorganisation, Stressauslöser: Störungen und Unterbrechungen

Ein weiterer Stressor kann bei den Pflegekräften sein, dass diese in ihrer Arbeit gestört werden bzw. ihre Arbeit unterbrechen müssen. Dies kann der Fall sein, wenn Patienten den aktuellen Arbeitsprozess stören, indem Sie unvorhersehbare Bedürfnisse, Beschwerden oder Fragen haben. Es kann auch eine Arbeitsunterbrechung durch einen Kollegen stattfinden, der auf Hilfe oder Absprache angewiesen ist. Durch diese Störungen muss die geplante Arbeit unterbrochen werden, was zu Überstunden und verkürzten Pausen führen kann.

2 Zielsetzung

Das übergeordnete Kursziel des multimodalen Stressbewältigungskonzeptes „Stressfrei" ist es, die in Aufgabe 1.2 genannten Stressauslöser auf instrumenteller, kognitiver und palliativ-regenerativer Ebene zu bewältigen (Kaluza, 2005, S. 54).

In den Kurseinheiten lernen die Pflegekräfte die stressbedingten Belastungen zu erkennen, zu verstehen und effektive Strategien zur Bewältigung von Stress in ihrem beruflichen und persönlichen Leben zu entwickeln und langfristig zu integrieren. Eine allgemeine Standardstrategie gibt es nicht, da die Strategien von der Situation und der Persönlichkeit abhängig sind (Kaluza, 2018a, S. 72). Daher muss der wirkungsvollste Weg individuell im Kurs erarbeitet werden, um je nach Situation die angeworbenen Strategien flexibel anwenden zu können (Reimann & Pohl, 2006, S.226).

Das Konzept zielt darauf ab, den Pflegekräften die Werkzeuge und Fähigkeiten zu vermitteln, um ihre psychische und physische Gesundheit zu erhalten, ihre Arbeitszufriedenheit zu steigern und ihre Resilienz im Umgang mit Herausforderungen des Pflegeberufs zu stärken. Durch Kombination verschiedener Ansätze wie Wissensvermittlung, praktische Übungen, Reflexion und Gruppeninteraktion sollen die Teilnehmer befähigt werden den Stress effektiv zu bewältigen, um langfristig das Wohlbefinden und die Leistungsfähigkeit zu steigern. Hier wird praxisnah auf die in Aufgabe 1.2 genannten Stressauslöser Bezug genommen.

Dies kann unter anderem durch folgende zwei Maßnahmenziele erreicht werden:

Maßnahmenziel 1: Steigerung des Erholungsempfindens
Inhalt: Bewusstsein für die Bedeutung und Nutzen von Pausen schaffen (Blasche & Marktl, 2011). Die Einhaltung und effektive Nutzung von Erholungsphasen werden durch die Implementierung regelmäßiger Pausen mit der Unterstützung der Führungskraft gefördert (Sonnentag & Fritz, 2007; Blasche, Pasalic, Baubock, Haluza & Schoberberger, 2017). Dies erfolgt durch die Optimierung der Dienstpläne und der Arbeitsumgebung, welche Pausen ermöglicht und fördert. Dazu gehört die Bereitstellung von geeigneten Pausenräumen, in denen die Pflegekräfte sich entspannen und regenerieren können oder die Möglichkeit haben den Arbeitsplatz zu verlassen (Sonnentag, Cheng & Parker, 2022). Hier kann die Einrichtung eines Ruhebereichs hilfreich sein, indem die Möglichkeit besteht Entspannungsübungen (Progressive Muskelrelaxation, Meditation) durchzuführen und das Erholungsempfinden und Aufbau der persönlichen Ressourcen unterstützend fördern (Chiesa & Serretti, 2009; Ma, Yue, Gong, Zhang,

Duan et al., 2017; Seckendorff, 2009; Schultchen, Messner, Karbatsiakis, Schillings & Pollatos, 2019; Trougakos, Hideg, Cheng & Beal, 2014).

Ausmaß: Die Reduktion von Erschöpfung kann auf organisatorischer Ebene und auf individueller Ebene umgesetzt werden. Aus organisatorischer Sicht wird der Dienstplan, der Pausenraum und die Pausenregeln überarbeitet. In Zusammenarbeit mit dem Team werden der Pausenraum und die Pausenregeln so gestaltet, dass sie den Erholungsbedürfnissen der Mitarbeiter gerecht werden. Auf individueller Ebene wird die Gestaltung der Pauseninhalte im Kurs von jedem Mitarbeiter individuell erarbeitet. Im Kurs werden verschiedene Erholungsstrategien vorgestellt und praktiziert. Dies kann z.B. durch körperliche Aktivität oder Durchführung von Entspannungstechniken, wie beispielsweise Meditation oder progressive Muskelrelaxation erfolgen. Die individuell zusammengestellten Pausenwerkzeugkoffer der Teilnehmer tragen dazu bei, eine optimale Erholung zu ermöglichen.

Zeit: Die Gestaltung des Pausenraums und die Erstellung von Pausenregeln werden in der Kurseinheit 3 „Pausenmanagement" erarbeitet, Maßnahmen eruiert und umgesetzt. Die Ausrichtung der Pausen der Take Care GmbH wird individuell gestaltet und kann sofort umgesetzt werden. Hier ist eine Verbesserung der Erholungswahrnehmung innerhalb von 10 Wochen zu erwarten. Die langfristige Wirksamkeit ist nur durch Einhaltung und Umsetzung der vermittelten Lerninhalte zu erreichen.

Maßnahmenziel 2: Reduzierung der Rückenbeschwerden

Inhalt: Sensibilisierung des Themas Rückengesundheit und Schulung von rückenschonenden Arbeitstechniken, wie das Heben und Tragen (Berufsgenossenschaft für Gesundheitsdienst und Wohlfahrtspflege (BGW), 2019). Vermittlung von Übungen zur Stärkung der Rückenmuskulatur und zur Verbesserung der Flexibilität (Kirchhoff, Kopf, & Böckelmann, 2015). Einbeziehung von Entspannungstechniken wie Yoga (Hilcove, Marceau, Thekdi, Larkey, Brewer & Jones, 2021) und Faszientraining (Chen, Wu, Wang, Wu & Ren, 2021; Beamryong & Jongeun, 2020), um Verspannungen zu lösen und das Stressempfinden zu reduzieren. Förderung der Selbstfürsorge und Durchführung von Achtsamkeitstraining (Möltner, Leve & Esch, 2018; Michaelsen et al. 2016), um Stress abzubauen, Rückenschmerzen zu reduzieren und das allgemeine Wohlbefinden zu verbessern.

Ausmaß: Auf struktureller Ebene werden die vorhandenen bzw. fehlenden Hilfsmittel, wie z.B. Lifter, höhenverstellbare Arbeitseinrichtungen im Arbeitsablauf gesichtet und ggf. optimiert. Auf organisatorischer Ebene werden die Arbeitsabläufe vor Ort untersucht und ggf. rückenentlastend angepasst. Zudem wird auf organisatorischer Ebene geprüft, ob die körperlich beanspruchenden Tätigkeiten gleichmäßig auf alle Beschäftigten verteilt sind. Auf persönlicher Ebene werden praxisnahe Übungen zum Thema rückenfreundliches Arbeiten im Bereich Pflege vorgestellt und trainiert. In der Gruppe werden Rückenkräftigungsübungen zur täglichen Stärkung des Rückens vermittelt. Yoga und Faszientraining zielen darauf ab, Verspannungen zu lösen und vorzubeugen. Im Kurs wird die Selbstfürsorge gefördert, welche das Erlernen der bewussten Entscheidung, sich um die eigenen Bedürfnisse auf körperlicher als auch auf emotionaler Ebene zu kümmern, beinhaltet. Zusätzlich werden den Mitarbeitern praktische Übungen zur Achtsamkeit vermittelt, die ebenfalls zur Unterstützung der Selbstfürsorge dienen.

Zeit: Durch die Umsetzung der vorgestellten Maßnahmen zur Verringerung der Rückenbeschwerden, ist mit einer Verbesserung der Rückengesundheit innerhalb von 10 Wochen zu rechnen. Die langfristige Wirksamkeit ist nur durch Einhaltung und Umsetzung der vermittelten Lerninhalte zu erreichen.

3 Grobplanung des Konzepts

In Aufgabe 3 wird auf die Organisation, Inhalt, Ressourcen und Kosten des multimodalen Stressmanagementkonzepts „Stressfrei" eingegangen.

3.1 Organisation

Für das Stressbewältigungskonzept „Stressfrei" sind verschiedene Kurseinheiten geplant (siehe Tab. 1). Die Kursgruppen werden bewusst klein gehalten, mit maximal 15 Teilnehmern pro Einheit, um auf individuelle Bedürfnisse einzugehen und den persönlichen Austausch zu ermöglichen. Um dies zu erreichen, werden die Kurseinheiten jeweils viermal wiederholt, außer die Kurseinheit 9 „Rolle der Führungskraft" und Kurseinheit 10 „Zusammenfassung der einzelnen Kurseinheiten" (im Plenum). Gleichzeitig ist es der Firma Take Care GmbH möglich den Betrieb weiter aufrechtzuerhalten. Alle Angestellten der Firma, einschließlich der Führungskräfte, nehmen an den Kursen teil. Obwohl es möglicherweise eine gewisse Hemmnis gibt, sich vor der Führungskraft zu öffnen, wird die Beteiligung und Akzeptanz bezüglich des Themas Stress gefördert, indem die Führungskräfte aktiv einbezogen werden. Dadurch soll das Verständnis für das Thema und die entsprechenden Maßnahmen erhöht werden (Michaelsen et al., 2021, S. 72).

Die Führungskraft nimmt einen wesentlichen Einfluss auf das Stressgeschehen der Organisation ein (Busch, Roscher, Ducki, Kalytta & Lietke, 2015, S. 95). Daher wird eine extra Kurseinheit für die Führungskraft durchgeführt.

Das Konzept ist langfristig ausgelegt, daher sind die Abstände zwischen den einzelnen Kurseinheiten (KE) eine Woche, um die erlernten Strategien und Übungen Schritt für Schritt in den Alltag zu integrieren. Die organisatorische Grobplanung des Stressbewältigungskonzepts „Stressfrei" sieht folgendermaßen aus:

Tab. 1: Organisatorische Grobplanung des Stressbewältigungskonzepts (eigene Darstellung)

Organisatorische Grobplanung	
Übergeordnetes Kursziel	Das übergeordnete Kursziel des multimodalen Stressbewältigungskonzeptes ist es, die in Aufgabe 1.2 genannten Stressauslöser auf instrumenteller, kognitiver und palliativ-regenerativer Ebene zu bewältigen (Kaluza, 2005, S. 54).
Kursdauer (Wochen)	10 Wochen, eine KE pro Woche
Kurseinheiten **(Anzahl/Woche + Dauer/Einheit)**	1 KE/ Woche, insgesamt 10 KE 90 Minuten/ KE
Zeitliche Aufteilung (Theorie + **Praxis)**	KE 1: 60% Theorie und 40% Praxis KE 2-9: 40% Theorie und 60% Praxis KE 10: 20% Theorie und 80% Praxis
Erforderliche Qualifikation des **Kursleiters**	**Kursleiter 1**: Achtsamkeits- und/oder Meditationstrainer, Gesundheitscoach und/oder Studienabschluss im Bereich Präventions- und Gesundheitsmanagement. **Kursleiter 2**: Für die KE 7 „Starker Rücken" wird ein Mitarbeiter der Berufsgenossenschaft Gesundheitsdienst und Wohlfahrtspflege eingesetzt, welcher eine Ausbildung als Wirbelsäulengymnastiktrainer oder Rückentrainer und eine Faszien und Yoga Lizenz hat.

3.2 Inhalte

Aus den in Aufgabe 1.2 genannten konkreten Stressauslösern ist der Inhalt des Konzepts „Stressfrei" speziell zusammengestellt worden.

Tab. 2: Grobplanung des Stressbewältigungskonzepts „Stressfrei" (eigene Darstellung)

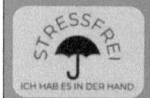

Kurseinheit 1 — Sensibilisierung zum Thema Stress	
Inhalte	**Methodik (Hinweise zur Umsetzung)**
Vorstellungsrunde: Was erwarten Sie vom Kurs?	Sitzkreis: Interaktives Gespräch, Erwartungen werden am Flipchart festgehalten.
Einführung: Vermittlung von grundlegendem Wissen über Stress und seine Auswirkungen auf die Gesundheit (Kaluza, 2018b, S. 15-18).	Sitzkreis, Frontalunterricht über eine Power Point Präsentation.
Sensibilisierung für die spezifischen Stressfaktoren in der Pflegearbeit (Bendig, 2017, S. 4-6). Klärung: Was gibt es für allg. Stressfaktoren in der Branche?	Sitzkreis, interaktives Gespräch, Auflistung der branchenspezifischen Stressfaktoren auf dem Flipchart.
Abfrage zum eigenen Stressempfinden, welche persönlichen Stressoren gibt es bei den Teilnehmern (Bendig, 2017, S. 12-14)? Frage in die Gruppe „Was stresst Sie persönlich?" Ist dies Deckungsgleich mit den branchenspezifischen Stressoren?	Stehend im Kreis, Sammlung von den Teilnehmern der weiteren Stressoren durch Zuwerfen eines Stressballs (jeder kommt dran).
Feedback: Wie sehr hat Sie der Ball gestresst?	Stehend, offener Erfahrungsaustausch
Abschluss und Einleitung in die Hausaufgabe: Fazit und Ausblick für die nächsten KE: Durch Wissensvermittlung und Strategien den Stress kontrollierbarer machen.	Sitzkreis, interaktives Gespräch.
Hausaufgabe für die nächste KE: Ein persönliches Stresstagebuch anlegen (Moomert-Jauch, 2022, S.116).	Sitzkreis, austeilen des Arbeitsblatts „Stresstagebuch".
Kurz-Feedback: „Was nehme ich mit?"	Sitzkreis, Austausch in der Gruppe.

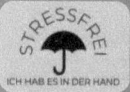

Kurseinheit 2 — Stressreaktionen und -bewältigungstechniken	
Inhalte	**Methodik (Hinweise zur Umsetzung)**
Begrüßung, Zusammenfassung der KE 1 und Austausch der Hausaufgabe.	Sitzkreis, interaktiver Austausch, Ergänzung weiterer Stressoren aus der Hausaufgabe auf dem Flipchart.
Verständnis der physiologischen und psychologischen Reaktionen auf Stress (Kaluza, 2018a, S. 11-16).	Sitzkreis, Frontalunterricht über eine Power Point Präsentation.
Neben den in KE 1 gesammelten Stressoren, wie bewältigen Sie den Stress? Sammlung der eigenen bestehenden Stressbewältigungsstrategien.	Sitzkreis, im Plenum, Sammlung der Strategien auf Moderationskarten (Pinnwand heften) und Kurzvorstellung der Strategien und Erarbeitung von umsetzbaren Lösungen.
Wissenserweiterung: Vorstellung verschiedener Stressbewältigungstechniken wie Atemübungen, progressive Muskelentspannung und Achtsamkeitstraining (Myers, 2008, S. 714-715).	Sitzkreis, interaktives Gespräch, aktives Einbinden der Teilnehmer durch Vermittlung und kurze Vorstellung der verschiedenen Techniken (Beamer).
Wissensvermittlung: Was hat meine Atmung mit Stress zu tun (Croos-Müller, 2014, S. 8-11; Stöcker, 2022, S. 105)?	Sitzkreis, Impulsvortrag, festhalten der wesentlichen Punkte auf dem Flipchart.
Praktische Übungen zur Anwendung der Stressbewältigungstechniken anhand der Atmung (Mommert-Jauch, 2022, S. 108-117). Wie nehme ich meine Atmung wahr? Im Gehen, im Stehen und im Liegen wird zusätzlich eine Körperreise in Bezug auf die Atmung angeleitet (Mommert-Jauch, 2022, S. 114).	Aktivierung der Teilnehmer zur Übung, Anleitung vom Kursleiter zur Körperreise wird im Stehen, im Gehen und liegend auf der Matte durchgeführt.
Durchführung einer Atemübung „Die 9-er Atmung" (Lobert, 2023, S. 128).	Bequemer aufrechter Sitz auf dem Stuhl und Anleitung durch den Kursleiter.
Durchführung einer weiteren Atemübung „Schlürfatmen" (Croos-Müller, 2014, S. 16).	Bequemer aufrechter Sitz auf dem Stuhl und Anleitung durch den Kursleiter.
Hausaufgabe: erlernte Atemtechnik täglich durchführen.	Sitzkreis, Ausgabe der Anleitung zur Atemübung.

| Kurz-Feedback: „Was nehme ich mit?" | Sitzkreis, Austausch in der Gruppe. |

Kurseinheit 3
Pausenmanagement

Inhalte	Methodik (Hinweise zur Umsetzung)
Begrüßung, Zusammenfassung der KE 2 und Austausch der Hausaufgabe. Wie gut hat die Atemübung funktioniert? Was war einfach bzw. schwer?	Sitzkreis, interaktiver Austausch.
Bedeutung von Pausen für die Erholung und Stressreduktion bei Pflegekräften (Melcher, 2021, S. 205; Kentzler & Richter, 2010, S. 74-77).	Sitzkreis, Impulsvortrag über eine Power Point Präsentation.
Strategien zur effektiven Nutzung von Pausen, um Stress abzubauen. Vermittlung der drei wichtigsten Kriterien für eine erholsame Pause: 1. Tätigkeitswechsel, 2. Inhaltswechsel, 3. Raumwechsel (Leonhardt, 2015, S. 148-149).	Sitzkreis, interaktives Gespräch, Hauptpunkte werden auf dem Flipchart festgehalten.
Praktische Übungen zur Entspannung und Regeneration während der Pausen. Anhand einer geführten Bergmeditation wird eine Möglichkeit zur Entspannung vorgestellt und durchgeführt (Kabat-Zinn & Kesper-Grossmann, 2010, S. 18-23).	Anleitung der praktischen Übung zur Selbsterfahrung durch den Kursleiter. Meditation: Aufrecht sitzend auf dem Stuhl.
Begehung des Pausenraums und Ideensammlung zur Optimierung des Raumes (Bendig, 20017, S. 20).	Gruppenarbeit sitzend: 3-4er Gruppen Ideensammlung zur Gestaltung, Vorstellung im Plenum und Zusammenfassung.
Hausaufgabe: Aus dem Gelernten einen persönlichen Pausenwerkzeugkoffer zusammenstellen, um ein persönliches Pausenritual zu haben.	Sitzkreis, Eigenarbeit, Austeilung der Vorlageblätter „Mein Pausenritual".
Kurz-Feedback: „Was nehme ich mit?"	Sitzkreis, Austausch in der Gruppe.

Kurseinheit 4
Resilienz Teil 1: Selbstfürsorge

Inhalte	Methodik (Hinweise zur Umsetzung)
Begrüßung, Zusammenfassung der KE 3 und Austausch der Hausaufgabe.	Sitzkreis, interaktiver Austausch, Mitteilung der Hausaufgabe in der Gruppe - Pausenritual.
Einführung: Was ist Resilienz? Vorstellung der sieben Säulen der Resilienz (Croos-Müller, 2015, S. 28-38)?	Sitzkreis, interaktive Gesprächsführung und Sammlung der Punkte am Flipchart.
Wie resilient sind Sie selbst? Schätzen Sie ihre eigene Resilienz über einen Fragebogen ein (Leppert, Koch, Brähler & Strauß, 2008).	Eigenarbeit: Ausfüllen des Fragebogens, offener Sitzkreis, freiwilliges mitteilen der eigenen Resilienz in der Gruppe.
Bedeutung der emotionalen Selbstfürsorge für Pflegekräfte (Koslowski, 2019, S. 128).	Sitzkreis, Frontalunterricht: Einführung zum Thema über Power Point Präsentation.
Methoden zur Selbstreflexion und Selbstpflege, um emotionale Belastung zu reduzieren. Was nährt mich? Was beraubt mich? Eigene Wahrnehmung und Grenzen durch Achtsamkeitsübungen verbessern (Kabat-Zinn, 2020, S. 166-188; Lobert, 2023, S. 114; Croos-Müller, 2015, S. 84-127).	Sitzkreis, Austausch und Sammlung der persönlichen Berufsalltagssituationen über Flipchart in der Gruppe.
Einleitung in eine Achtsamkeitsübung, Rosine bewusst mit allen Sinnen wahrnehmen (Kabat-Zinn, 2020, S. 166-188).	Sitzkreis: Teilnehmer nehmen mit allen Sinnen die Rosine wahr. Erfahrungsaustausch in der Gruppe.
Erstellung einer Selbstverpflichtung „Wie achte ich zukünftig auf mich selbst" (Müsseler & Rieger, 2017, S. 255).	Sitzkreis, Teilnehmer erarbeiten einen eigenen Vertrag auf Papier aus.
Hausaufgabe: Beobachten Sie sich im Alltag selbst. Achten Sie auf sich? Fällt Ihnen es leicht den eigenen Vertrag einzuhalten?	Sitzkreis, Eigenarbeit. Austeilung der Vorlageblätter (Fleck, 2021, S. 144-145).
Kurz-Feedback: „Was nehme ich mit?"	Sitzkreis, Austausch in der Gruppe.

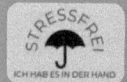

Kurseinheit 5

Resilienz Teil 2: Eigenverantwortung

Inhalte	Methodik (Hinweise zur Umsetzung)
Begrüßung, Zusammenfassung der KE und Austausch der Hausaufgabe.	Sitzkreis, interaktiver Austausch, Mitteilung der Hausaufgabe in der Gruppe -Pausenritual.
Wissensvermittlung: Welche Macht haben Gedanken (Lobert, 2023, S. 227)?	Sitzkreis, Wissensvermittlung über Flipchart und interaktiver Austausch.
Austausch: Welche Glaubenssätze haben Sie? Tauschen Sie sich mit den Sitznachbarn aus.	2er Gruppenarbeit sitzend. Festhalten der Ergebnisse auf Pinnkarten.
Wissensvermittlung: Wie komme ich aus der Gedankenfalle raus? Affirmation (Lobert, 2023, S. 224, S. 227-228). Kognitive Umstrukturierung durch das ABC-Modell, um aus irrationalen Gedanken rauszukommen (Wilken, 2006, S. 42).	Sitzkreis, Wissensvermittlung über Flipchart und interaktiver Austausch.
Anwenden des ABC-Modells (Wilken, 2006, S. 42).	Einzelarbeit, sitzend, Bearbeitung des Arbeitsblattes „ABC-Modell" freiwilliger interaktiver Austausch eigener Erkenntnisse.
Wissensvermittlung: Opferrolle ablegen, aber wie? Ausweg über Vergebung und eigene Verantwortung übernehmen (Kast, 2019, S. 6-7).	Sitzkreis, Impulsvortrag über Flipchart und interaktiver Austausch.
Abgrenzung und Lernen neuer Verhaltensweisen "Nein, sagen" durch Rollenspiele und praktische Übungen zur Stärkung der emotionalen Resilienz (Stöcker, 2022, S. 68-69; Koslowski, 2019, S. 169-181).	Stehend, Rollenspiele zur Abgrenzung und Übung.
Hausaufgabe: Wenden Sie das Erlernte „Nein" sagen im Alltag an, welche Gefühle kommen bei Ihnen auf? Halten Sie dies schriftlich fest.	Sitzkreis, in Eigenarbeit der Teilnehmer.
Kurz-Feedback: „Was nehme ich mit?"	Sitzkreis, Austausch in der Gruppe.

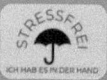

Kurseinheit 6

Schlafhygiene

Inhalte	Methodik (Hinweise zur Umsetzung)
Begrüßung, Zusammenfassung der letzten KE und Austausch der Hausaufgabe.	Sitzkreis, interaktiver Austausch in der Gruppe.
Rolle des Schlafes. Wie wichtig ist Schlaf? Was passiert bei Schlafmangel (Strobel, 2015, S. 42).	Sitzkreis, kurze Einführung in das Thema (Power Point).
Vermittlung der vier Schritte zum guten Schlaf: Zur Ruhe kommen, aktiv entspannen, Loslassen & Gut durch die Nacht (Schuster & Kümmerle, 2010, S. 63-101).	Sitzkreis, Frontalunterricht (Power Point) und interaktives Gespräch.
Einleitung und Durchführung der progressiven Muskelentspannung nach Jacobsen (2021, S. 182-188), um aktiv zu entspannen (Seckendorff, 2009).	Durchführung der Übung im Liegen auf einer Matte. Anleitung der Übung durch den Kursleiter.
Einleitung und Durchführung einer Einschlaf-Fantasiereise (Heindel-Pohl, 2018).	Durchführung der Übung im Liegen auf einer Matte. Abspielen der Fantasiereise über Recorder.
Aktivierung der Teilnehmer „Ideen für meine Abendgestaltung" (Speth & Speth, 2023, S. 49-50), Bearbeitung von den Teilnehmern des Arbeitsblatts „Ideen für meine Abendgestaltung" (Speth & Speth, 2023, S. 50; Schuh, 2022, S. 100-108).	Sitzend, Einzelarbeit, interaktiver freiwilliger Austausch und Vorstellung im Plenum.
Hausaufgabe & Vorbereitung auf die nächste KE: „Starker Rücken": Podcast Herzschlag von der BGW (Berufsgenossenschaft Gesundheitsdienst und Wohlfahrtspflege, 2021).	Sitzkreis, Eigenarbeit, QR-Code zum Podcast an der Pinnwand.
Kurz-Feedback: „Was nehme ich mit?"	Offener Sitzkreis, Austausch in der Gruppe.

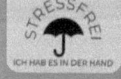

Kurseinheit 7

Starker Rücken

Inhalte	Methodik (Hinweise zur Umsetzung)
Kursleiterwechsel: Begrüßung, Vorstellung des BGW-Kursleiters.	Sitzkreis, Vorstellung.

Aktivierung: Wie geht es Ihnen und Ihrem Rücken? Was tun Sie für ihre Rückengesundheit?	Sitzkreis, Aktivierung der Teilnehmer, festhalten auf Pinnwandkarten und Sammlung auf der Pinnwand.
Wissensvermittlung: Wie sich Stress auf körperlicher Ebene bemerkbar machen kann. Stress führt zu Anspannungen und führt zu Muskel- und Rückenschmerzen (Strobel, 2015, S. 41).	Kurze Einführung in das Thema (über Power Point).
Analyse der Tätigkeitsabfolge und Verbesserung der Körperhaltung und Ergonomie am Arbeitsplatz zur Vorbeugung von Rückenschmerzen (Berufsgenossenschaft für Gesundheitsdienst und Wohlfahrtspflege, 2017, S. 6-20).	Sitzkreis, Interaktion und Sammlung von Beiträgen der Kursteilnehmer. Beiträge werden auf dem Flipchart festgehalten.
Welche Tätigkeiten laufen gut, welche nach ihrer Meinung schlecht? Sammlung der Punkte und Erarbeiten von praxisnahen besseren Alternativen (BGW, o.J.; BGW, 2018; Deutsche gesetzliche Unfallversicherung, 2011).	Sitzkreis, Aktivierung der Teilnehmer. Praxisnahe Hilfestellungen und Lösungen vom Kursleiter werden vorgestellt und geübt.
Vorstellung von Übungen und Bewegungsformen zur Stärkung der Rückenmuskulatur und Verbesserung der Flexibilität (Pfeiffer, 2007; S. 54-68).	Praktische Anleitung und aktives Einbinden der Teilnehmer. Teilnehmer führen Körperübungen angeleitet vom Kursleiter auf der Matte durch.
Durchführung von einzelnen Yogaübungen für die stabile Mitte (Fritzsche, 2012, S. 8 ff.).	Anleitung vom Kursleiter Ausführung der Übungen auf der Matte.
Was sind Faszien? Was bewirken Sie (Stechmann, 2018, S. 2-3)? Anleitung zur Lockerung der Faszien (Stechmann, 2018, S. 150-152).	Wissensvermittlung (mündlich) und Anleitung vom Kursleiter, Ausführung der Übungen auf der Matte und der Faszienrolle.
Hausaufgabe: Durchführung der erlernten Übungen aus der KE, Arbeitstechniken in den Berufsalltag umsetzen.	Sitzkreis, Ausgabe der Übungsanleitung zur Rückenkräftigung und Anleitung der Arbeitstechniken.
Kurz-Feedback: „Was nehme ich mit?"	Offener Sitzkreis, Austausch in der Gruppe.

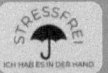

Kurseinheit 8
Relax – Entspannung

Inhalte	Methodik (Hinweise zur Umsetzung)
Einstimmung auf das Thema mit dem Lied „Relax, Take it easy" von MIKA (Mika, 2007).	Stehend, abspielen des Liedes auf dem Recorder.
Einführung in das Thema kurzfristige Entlastung und Entspannungstechniken. Die Teilnehmer lernen, was es für kurzfristige Entspannungstechniken gibt. Beispiele dafür sind: Abreaktion, Ablenkung, Gedankenstopp, Positive Selbstinduktion (Litzcke, Schuh & Pletke, 2013, S. 49-57; Scholz, 2014, S. 147-152). Welche kurzfristigen Entspannungstechniken wenden Sie bereits an?	Sitzkreis, Wissensvermittlung über Power Point Präsentation, interaktives Gespräch mit den Teilnehmern.
Was kann ich für mich selbst tun? Regenerative Stresskompetenz-Ausgleich schaffen (Kaluza, 2018a, S. 169-175).	Sitzkreis, interaktives Gespräch, Brainstorming.
Anker im Berufsalltag und Privat setzen, um im Hier und Jetzt zu sein (Kabat-Zinn, 1998, S. 172-178). Fragestellung: „Wie kann ich Anker im Alltag setzen?"	Sitzkreis, interaktives Gespräch, Einleitung in die Gruppenarbeit: 3-4er Gruppen das Thema Anker setzen bearbeiten, Vorstellung und Zusammenfassung im Plenum.
Durchführung Entspannungsverfahren: Body Scan (Stöcker, 2022, S. 110).	Übung wird auf der Matte liegend durchgeführt. Anleitung durch den Kursleiter.
Weitere Entspannungsverfahren: Durch Bewegung (z.B. Yoga, Pilates, Tai-Chi), kreatives Hobby (z.B. Malen, Stricken), Spielen, Lachen. (Stöcker, 2022, S. 111- 125).	Sitzkreis, interaktiver Austausch, Brainstorming, Auflistung der Punkte auf dem Flipchart, Austeilung eines Flyers mit Angeboten und Adressen von möglichen Entspannungsverfahren.
Hausaufgabe: Speziell an die Führungskraft, ab sofort Besprechungen in der Take Care GmbH mit einer Minute Stille beginnen.	Sitzkreis, festhalten auf dem Flipchart.
Kurz-Feedback: „Was nehme ich mit?"	Offener Sitzkreis, Austausch in der Gruppe.

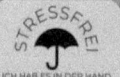

Kurseinheit 9
Die Rolle der Führungskraft

Inhalte	Methodik (Hinweise zur Umsetzung)
Einführung und Sensibilisierung in das Thema Rolle der Führungskraft und Einfluss auf die Gesundheit der Mitarbeiter. Vorbild und Motivator (Michaelsen et al., 2021, S. 71-72; Scholz, 2014, S. 82 u. S. 115).	Sitzkreis, Impulsvortrag über Power Point, interaktives Gespräch.
Austausch: Auf welche Stressoren habe ich als Führungskraft Einfluss? Führung als Gesundheitsressource. Einfluss der Führungskraft auf die Gesundheit der Mitarbeiter. Was kann ich für meine Mitarbeiter tun? Stressprävention in der Organisation: Wertschätzende Führung, Transparenz, Dienstpläne, Pausengestaltung, Besprechungen, Unternehmenskultur, Partizipation und Kommunikation (Busch, Roscher, Ducki, Kalytta & Lietke, 2015, S.97-104; Stöcker, 2022, S. 132-141).	Sitzkreis, Brainstorming, interaktiver Austausch, Sammlung von Einflussfaktoren auf dem Flipchart in der Gruppe. Ggf. Ergänzung durch den Kursleiter. Erarbeitung von umsetzbaren und praxisnahen Lösungen (Flipchart).
Interventionsimpuls: Gesundheitszirkel Vorstellung der Vorteile wie Feedback, Beteiligung der Mitarbeiter und Wertschätzung (Brinkmann, 2014, S. 285-286).	Sitzkreis, Impulsvortrag (über Power Point).
Kommunikation und Führung. Vorteile einer guten Kommunikation. Praktische Durchführung einer guten Kommunikation (Bartscher, Stöckl & Träger, 2012, S. 113-117).	Sitzkreis, interaktives Gespräch und Rollenspiel zum Thema Kommunikation.
Vorstellung möglicher Work-Life-Balance-Konzepte (Bartscher, Stöckl & Träger, 2012, S. 397-398) Förderung der Work Life Balance: Was kann ich als Führungskraft tun und welchen Einfluss und Nutzen hat es auf mich und meine Mitarbeiter (Ilgner, 2022)?	Offener Sitzkreis, interaktives Gespräch und Sammlung der Punkte auf dem Flipchart.
Vertiefungsmöglichkeiten und Fortbildungshinweis für Führungskräfte. Mindful Leadership Training (Trigon Entwicklungsberatung, 2024), Selbst- und Stressmanagement für Führungskräfte (Haufe Akademie, 2024).	Sitzkreis, beispielhafte Weiterbildungsmaßnahmen im Internet zeigen (Beamer).
Zusammenfassung und Vorbereitung der Erkenntnisse und die daraus resultierenden Maßnahmen für die letzte KE zum Vorstellen.	Sitzkreis, interaktiver Austausch und Zusammenfassung auf dem Flipchart.
Kurz-Feedback: „Was nehme ich mit?"	Offener Sitzkreis, Austausch in der Gruppe.

Kurseinheit 10
Zusammenfassung der einzelnen Kurseinheiten

Inhalte	Methodik (Hinweise zur Umsetzung)
Wiederholung, Festigung der Wissensvermittlung und Zusammenfassung der einzelnen KE.	Sitzkreis, Sammlung und Zusammenfassung über Pinnwandkarten.
Ergebnismitteilung der KE „Die Rolle der Führungskraft". Führungskräfte stellen ihr erarbeitetes Konzept inklusive Maßnahmen aus KE 9 vor.	Sitzkreis, Vorstellung anhand des erarbeiten Flipcharts aus der KE 9.
Vertriebsvereinbarung schließen, um Verbindlichkeiten zu schaffen (Brinkmann, 2014, S. 284).	Sitzkreis im Plenum. Zusammenfassung auf dem Flipchart.
Abschluss und Feedbackrunde: Was nehme ich mit? Was setze ich um?	Offener Sitzkreis und Gesprächsrunde.
Ankündigung: Fragebogen Stress- und Coping-Inventar (Satow, 2012) wird nach 6 Monaten an die Teilnehmer gesendet mit der Bitte diesen auszufüllen.	Sitzkreis.

3.3 Ressourcen

Um die Kurseinheiten durchführen zu können, müssen folgende Ressourcen für das Interventionskonzept „Stressfrei" vorhanden sein:

Tab. 3: Ressourcen für das Stressbewältigungskonzept „Stressfrei" (eigene Darstellung)

Materielle Ressourcen	Räumliche Ressourcen	Personelle Ressourcen
✓ Lehrmaterialien (Handouts, Arbeitsblätter) ✓ Moderationskoffer (Pinnkarten, Stifte, etc.) ✓ Stressball ✓ Sportmatten ✓ Recorder, CD, Hörbuch ✓ Flipchart ✓ Pinnwand ✓ Stühle ✓ Beamer ✓ Laptop ✓ Faszienrolle ✓ Rosinen	✓ Keine Tische im Raum, um eine offene Gesprächsrunde im Halbkreis zu ermöglichen ✓ Schalldichter, freundlicher, heller und großer Seminarraum zum Sitzen und Platz zum Auslegen der Matten	✓ Kursleiter 1 (KE 1-8 und KE 10) ✓ BGW - Kursleiter 2 (KE: 9) ✓ Ansprechpartner vor Ort zwecks Rücksprache bei örtlichen Problemen oder Dergleichen

3.4 Kosten

Für das Kurskonzept „Stressfrei" wurden folgende Kosten zusammengestellt:

Tab. 4: Kostenaufstellung (eigene Darstellung)

Position	Produkt, Leistung, etc.	Einzelpreis (€)	Betrag (brutto, €)
1	Beamer	---	0 (vorhanden)
2	Laptop	---	0 (vorhanden)
3	Sportmatten (15 Stück)	16,99	254,85
4	Moderationskoffer (Inhalt: Pinnkarten, Stifte, etc.)	123,94	123,94
5	Pinnwand	---	0 (vorhanden)
6	Flipchart	---	0 (vorhanden)
7	Kursleiter 1 (Pauschale)	---	8000
8	Kursleiter 2 (BGW, kostenneutral über Mitgliedsbeitrag)	---	0
9	Stühle	---	0 (vorhanden)
10	Seminarraum	---	0 (vorhanden)
11	Rosinen (Pck.)	0,99	0,99
12	CD, Mika	0,95	0,95
13	Faszienrolle (15 Stck.)	29,90	448,50
14	Hörbuch, Fantasiereise	1,82	1,82
15	Arbeitsblätter (Teilnehmerpauschale)	1	56
16	Stressball	1,99	1,99
Gesamtbetrag (€):			8889,04

4 Evaluation

Um den Erfolg messbar zu machen, werden in den folgenden zwei Teilaufgaben die Maßnahmenziele und das Gesamtkonzepts evaluiert.

4.1 Evaluation der Maßnahmenziele

Für die Überprüfung der Maßnahmenziele in Aufgabe 2 ist für die Feststellung der Reduzierung der Rückenbeschwerden der Heidelberger Kurzfragebogen (HKF-R 10) gewählt worden (Neubauer, Junge, Pirron, Seemann & Schiltenwolf, 2006). Es ist ein Fragebogen der speziell für die Erfassung von Rückenschmerzen entwickelt wurde. Er erfasst verschiedene Aspekte von Rückenschmerzen, wie z.B. Schmerzintensität, Schmerzdauer, und funktionale Beeinträchtigung (Neubauer, Junge, Pirron, Seemann & Schiltenwolf, 2006).

Für die Überprüfung der Steigerung des Erholungsempfindens wurde der Recovery Experience Questionaire (REQ) gewählt (Sonnentag & Fritz, 2007). Er erfasst verschiedene Aspekte der Erholung, wie z.B. Entspannung, positive Emotionen und das Gefühl von Kontrolle. Der REQ kann verwendet werden, um die Effektivität von Erholungsmaßnahmen zu bewerten und individuelle Unterschiede in der Erholung zu erfassen (Sonnentag & Fritz, 2007).

Tab. 5: Evaluation der zwei Maßnahmenziele (eigene Darstellung)

Ziel	Reduzierung der Rückenbeschwerden	Steigerung des Erholungsempfindens
Messbares Interventionsziel	Verbesserung des Skalenrangs	Verbesserung des Skalenrangs
Zielindikator	Skalenrang nach Auswertung der Einzelitems des Fragebogens	Skalenrang nach Auswertung der Einzelitems des Fragebogens
Erhebungsmethode	Standardisierte schriftliche Befragung	Standardisierte schriftliche Befragung
Erhebungsinstrument	Heidelberger Kurzfragebogen (HKF-R 10) (Neubauer, Junge, Pirron, Seemann & Schiltenwolf ,2006)	Recovery Experience Questionaire (REQ) (Sonnentag & Fritz, 2007)
Messzeitpunkte (t)	t_0 = eine Woche vor Kursbeginn t_1 = letzte KE nach 10 Wochen	t_0 = eine Woche vor Kursbeginn t_1 = letzte KE nach 10 Wochen

4.2 Konzeptevaluation

Zur Evaluation eines Konzepts können verschiedene Kriterien herangezogen werden. Das hier vorgestellte Stressbewältigungskonzept wird nachfolgend anhand der Evaluationskriterien Effektivität und Akzeptanz untersucht.

Effektivität: Die Effektivität gibt Aufschluss darüber, inwiefern durch die Interventionsmaßnahme das gesetzte Ziel erreicht wurde (Naidoo & Wills, 2019, S. 580).

Um die Effektivität des Kurskonzeptes „Stressfrei" zu bewerten, können verschiedene Indikatoren herangezogen werden. Eine Möglichkeit ist es, dass Gesamtkonzept über den Stress Coping Inventar (SCI) zu evaluieren (Satow, 2012), welcher als Fragebogen zur Effektivität des Interventionsprogramms vor und nach 6 Monaten eingesetzt wird.

Eine weitere Möglichkeit, um die Effektivität zu messen, ist die in der Aufgabe 1.2 genannten Belastungsbereiche zu eliminieren bzw. entgegenzuwirken. Konkret wären dies (vgl. Aufgabe 2) die einzelnen Ziele, wie Reduktion von Rückenschmerzen und Steigerung des Erholungsempfindens. Durch die Messung anhand von Fragebögen vor und nach der Intervention ist die Effektivität anhand der Skalenwerte vergleichbar bzw. messbar. Ein allgemeiner Fragebogen zur Effektivität des Kurskonzeptes ist als schwierig zu bewerten, da dieser nur allgemein ist und nicht konkret auf die Belastungen eingeht (Brinkmann, 2014, S. 271). Wiederum ist die Abfrage einzelner Maßnahmenziele sehr aufwendig. Darüber hinaus kann die Einschätzung der Effektivität auch über Mitarbeiterfeedbackgespräche, Interviews oder Beobachtungen durch die Führungskraft oder den Betrieblichen Gesundheitsmanager erfolgen. Zusätzlich können die Anzahl der Arbeitsunfähigkeitstage (AU-Tagen) vor und nach der Intervention als Messindikatoren herangezogen werden. Ein Vergleich mit dem Gesundheitsreport von Die Techniker, der die AU-Tage in der Pflege-Branche (16,7 AU-Tage/jährlich) aufzeigt, könnte Aufschluss über den Erfolg der Intervention geben (Die Techniker, 2019, S. 24).

Akzeptanz: Die Akzeptanz des Konzeptes spielt zum einen bei den Angestellten und zum anderen bei den Führungskräften eine Rolle. Die Führungskräfteakzeptanz ist durch die Freistellung der Mitarbeiter und Umsetzung der strukturellen Verbesserungen erkennbar und messbar. Der Grundstein der Akzeptanz des Interventionskonzeptes wird bereits vor der Durchführung gelegt. Indikatoren für die Akzeptanz wie Betriebskultur, Unterstützung der Führungskraft oder Freistellung der Mitarbeiter sind hierfür maßgeblich (Michaelsen et al., 2021, S. 72-73). Die Akzeptanz der Intervention hängt zudem vom Kursleiter und dem Inhalt des Kurses ab. Wenn die Teilnehmer das Gefühl haben, dass ihre Bedürfnisse berücksichtigt werden und der Kurs praxisnah und zielführend ist, wird die Motivation und das Engagement hoch sein (Eckert & Tarnowski, 2022, S. 320-321). Durch Beobachtungen des Kursleiters, inwiefern die Motivation und Mitarbeit der Teilnehmer gegeben ist, kann die Akzeptanz erfasst werden. Die Akzeptanz kann auch, wie unter Punkt „Effektivität" bereits beschrieben, durch einen Fragebogen gemessen werden. Ist hier eine Verbesserung festzustellen bzw. wird der Fragebogen ausgefüllt ist eine Akzeptanz für das Konzept feststellbar. Auch die Bereitschaft zur Durchführung der Übungen spiegelt das Annehmen des Konzepts wider. Durch eine Feedbackrunde, die vom Kursleiter nach jeder Kurseinheit und zum Abschluss durchgeführt wird, kann die Akzeptanz der einzelnen Teilnehmer registriert werden (Bathen, 2018). Ein weiterer Indikator ist die Anwesenheitsquote und die Erfüllung der Hausaufgaben in den einzelnen Kurseinheiten (Scheffelt & Teichmann, 2018, S. 26).

5 Literaturverzeichnis

Bartscher, T., Stöckl, J. & Träger, T. (2012). Personalmanagement. Grundlagen, Handlungsfelder, Praxis. Hallbergmoos: Pearson Deutschland GmbH.

Bathen, D. (2018). Feedback einholen: Tipps und Tools für einen guten Workshop-Abschluss. Zugriff am 30.01.2024. Verfügbar unter https://komfortzone.de/feedback-tipps-tools-workshop-abschluss/

Bendig, H. (Initiative Neue Qualität der Arbeit (iga), Hrsg.). (2017). Iga. Wegweiser - Gesundheit für Pflegekräfte im Berufsalltag. Empfehlungen für die betriebliche Gesundheitsförderung und Prävention in der Pflege (1. Aufl.). Zugriff am 26.01.2024. Verfügbar unter https://www.iga-info.de/veroeffentlichungen/igawegweiser-co/wegweiser-pflegekraefte

Beomryong, K. & Jongeun, Y. (2020). Core Stability and Hip Exercises Improve Physical Function and Activity in Patients with Non-Specific Low Back Pain: A Randomized Controlles Trial. *Thoku J Exp Med.* 2020 Jul;251(3):193-206. Doi: 10.1620/tjem.251.193.

Berufsgenossenschaft für Gesundheitsdienst und Wohlfahrtspflege (BGW). (o.J.). Gesunder Rücken. Den Rücken richtig belasten – rückengesund arbeiten. Zugriff am 28.01.2024. Verfügbar unter https://www.bgw-online.de/bgw-online-de/themen/gesund-im-betrieb/gesunder-ruecken

Berufsgenossenschaft für Gesundheitsdienst und Wohlfahrtspflege (Hrsg.). (2017). Starker Rücken. Ganzheitlich vorbeugen, gesund bleiben in Pflegeberufen. Hamburg: Hrsg.

Berufsgenossenschaft für Gesundheitsdienst und Wohlfahrtspflege (Hrsg.). (2018). Rückengerecht arbeiten in der ambulanten Pflege. Hamburg: Hrsg.

Berufsgenossenschaft für Gesundheitsdienst und Wohlfahrtspflege (BGW). (2019). Körperhaltung und empfundene Anstrengung bei Pflegekräften – experimentelle Studie. Zugriff am 28.01.2024. Verfügbar unter https://www.bgw-online.de/bgw-online-de/themen/gesund-im-betrieb/gesunder-ruecken/koerperhaltung-und-empfundene-anstrengung-bei-pflegekraeften--22458

Berufsgenossenschaft für Gesundheitsdienst und Wohlfahrtspflege (BGW). (2021). Herzschlag. Für ein gesundes Berufsleben. #25 Den Rücken im Pflegealltag richtig belasten, aber wie? Zugriff am 28.01.2024. Verfügbar unter https://www.bgw-online.de/bgw-online-de/service/medien-arbeitshilfen/

medien-center/bgw-podcast-herzschlag/den-ruecken-im-pflegealltag-richtig-belasten-aber-wie--97000

Blasche, G. & Marktl, W. (2011). Recovery intention: its association with fatigue in the working population. Zugriff am 02.02.2024. Verfügbar unter https://pubmed.ncbi.nlm.nih.gov/21656123/

Blasche, G., Pasalic, S., Baubock, V-M., Haluza, D. & Schoberberger, R. (2017). Effects of rest breaks intention on rest-break frequency and work-related fatigue. Human Factors 59, 289-298.

Brinkmann, R. (2014). Angewandte Gesundheitspsychologie. Hallbergmoos: Pearson Deutschland GmbH.

Busch, C., Roscher, S., Ducki, A., Kalytta, T. & Lietke, G. (2015). Stressmanagement für Teams. (2. Aufl.) Berlin, Heidelberg: Springer-Verlag.

Chen, Z., Wu, J., Wang, Y., Wu, J. & Ren, Z. (2021). The effects of myofascial release technique for patients with low back pain. Zugriff am 29.01.2024. Verfügbar unter https://pubmed.ncbi.nlm.nih.gov/33984499/

Chiesa, A. & Serretti, A. (2009). Mindfullness-Based Stress Reduction for Stress Management in Healthy People: A Review and Meta-Analysis. *The Journal of alternative and complentary Medicine Volume 15*, Number 5, pp. 593-600.

Croos-Müller, C. (2014). Kopf Hoch. Das kleine Überlebensbuch. (7.Aufl.). München: Kösel-Verlag.

Croos-Müller, C. (2015). KRAFT. Der neue Weg zu innerer Stärke. Ein Resilienztraining. (4. Aufl.). München: Kösel-Verlag.

Deutsche Gesetzliche Unfallversicherung. (Hrsg.). (2011). Rückengerechtes Arbeiten in der Pflege und Betreuung. *Damit der Mensch nicht zur Last fällt.* [Hörbuch/CD]. Berlin: Hrsg.

Die Techniker. (Hrsg.). (2019). Gesundheitsreport. Pflegefall Pflegebranche? So geht´s Deutschlands Pflegekräften. Hamburg: Hrsg.

Eckert, M. & Tarnowski, T. (2022). Stress- und Emotionsregulation. Trainingsmanual zum Programm Stark im Stress. (2.Aufl.). Weinheim, Basel: Verlagsgruppe Beltz.

Fleck, A. (2021). Energy! In 5 Minuten. Gesünder Tag für Tag mit der Doc-Fleck-Methode. München: dtv Verlagsgesellschaft mbH & Co. KG.

Fritzsche, S. (Hrsg.) (2012). Yogabasics. Die 25 besten Yoga Übungen für zu Hause. München: Hrsg.

Haufe Akademie (2024). Selbst- und Stressmanagement für Führungskräfte. Zugriff am 03.02.2024. Verfügbar unter https://www.haufe-akademie.de/7331

Heindel-Pohl, J. (Hrsg.). (2018). 10 Minuten Einschlaf-Fantasiereise ans Wasser: Leichter einschlafen – gut schlafen. [Hörbuch/CD]. Hrsg.

Hilcove, K., Marceau, C., Thekdi, P., Larkey, L., Brewer, M. & Jones, K. (2021). Holistic Nursing in Practice: Mindfulness-Based Yoga as an Intervention to Manage Stress and Burnout. Zugriff am 28.01.2024. Verfügbar unter https://pubmed.ncbi.nlm.nih.gov/32460584/

Ilgner, M. (2022). Work-Life-Balance als Wettbewerbsvorteil – das berufliche und private Leben der Mitarbeitenden im Gleichgewicht halten. Zugriff am 26.01.2024. Verfügbar unter https://www.senseble.de/bgm/bf/work-life-balance/

Jacobsen, E. (2021). Entspannung als Therapie (10. Aufl.). Stuttgart: Klett-Cotta.

Kabat-Zinn, J. (1998). Im Alltag Ruhe finden. Das umfassende Meditationsprogramm (7. Aufl.). Freiburg im Breisgau: Herder.

Kabat-Zinn, J. & Kesper-Grossmann, U. (2010). Die heilende Kraft der Achtsamkeit. (2. neu überarbeitete Aufl.). Freiamt: Arbor Verlag.

Kabat-Zinn, J. (2020). Das heilende Potenzial der Achtsamkeit – Eine neue Art, zu sein (1. Aufl.). Freiburg: Arbor Verlag GmbH.

Kaluza, G. (2005). Stressbewältigung. Trainingsmanual zur psychologischen Gesundheitsförderung. Heidelberg: Springer.

Kaluza, G. (2018a). Gelassen und sicher im Stress. Das Stresskompetenz-Buch: Stress erkennen, verstehen, bewältigen. (7. Aufl.). Berlin: Springer-Verlag.

Kaluza, G. (2018b). Stressbewältigung. Trainingsmanual zur psychologischen Gesundheitsförderung. (4. Aufl.). Berlin: Springer-Verlag GmbH Deutschland.

Kast, V. (2019). Abschied von der Opferrolle. Das eigene Leben leben. Freiburg: Herder.

Kentzler, C. & Richter, J. (2010). Stressmanagement. Das Kienbaum-Trainingsprogramm. Freiburg: Haufe-Lexware GmbH & Co. KG.

Kirchhoff, D., Kopf, S. & Böckelmann, I. (2015). Krafttrainingstherapie bei männlichen Polizeibeamten mit chronischen lumbalen Rückenschmerzen. *Zentralblatt für Arbeitsmedizin, Arbeitsschutz und Ergonomie.*

Koslowski, G. (2019). Resilienz in der Pflege. Sie sind stärker als Sie glauben. Hannover: Schlütersche Verlagsgesellschaft mbH & Co. KG.

Leonhardt, J. (2015). Stressmanagement. Mit weniger Druck mehr erreichen. Weinheim: Beltz-Verlag.

Leppert, K. Koch, B., Brähler, E., Strauß, B. (2008). Die Resilienzskala (RS) – Überprüfung der Langform RS25 und einer Kurzform RS-13. *Klinische Diagnostik und Evaluation 2*: 226-243.

Litzcke, S. M., Schuh, H. & Pletke, M. (2013). Stress, Mobbing und Burn-out am Arbeitsplatz. Umgang mit Leistungsdruck – Belastungen im Beruf meistern – mit Fragebögen, Checklisten, Übungen (6. vollst. überarb. Aufl.). Heidelberg: Springer Medizin.

Lobert, M. V. (2023). Stress lass nach der lieber doch nicht! Berlin: Novum Verlag.

Ma, X., Yue, Z-Q., Gong, Z-Q., Zhang, H., Duan, N-Y. et al. (2017) The Effect of Diaphragmatic Breathing on Attention, Negative Affect and Stress in Healthy Adults. Frontiers in Psychology. 8:874. doi: 10.3389/fpsyg.2017.00874.

Melcher, J. (2021). Das Anti-Burnout-Buch für Pflegekräfte. Einfache Übungen und wirkungsvolle Tipps für jeden Tag. Hannover: Schlütersche Verlagsgesellschaft GmbH & Co. KG.

Michaelsen, M. M., Graser, J., Onescheit, M., Tuma, M., Pieper, D., Werdecker, L. et al. (Initiative Neue Qualität der Arbeit (iga), Hrsg.). (2021). Iga. Report 45 – Wirksamkeit von Arbeitstechniken im Arbeitskontext (1. Aufl.). Zugriff am 25.01.2024. Verfügbar unter https://www.iga-info.de/ veroeffentlichungen/igareporte/igareport-45

Michaelsen, A., Kunz, N., Jeitler, M., Brunnhuber, S., Meier, L., Lüdtke et al. (2016). Effectiveness of focused meditation for patients with chronic low back pain – A randomized controlled clinical trial. Zugriff am 18.01.2024. Verfügbar unter https://www.sciencedirect.com/science/article/abs/pii/S0965229916300358

Mika. (2007). Relax. Take it easy. [Audio/CD]. Deutschland: Casablanca.

Möltner, H., Leve, J. & Esch, T. (2018). Burnout-Prävention und mobile Achtsamkeit: Evaluation eines appbasierten Gesundheitstrainings bei Berufstätigen. Zugriff am 26.01.2024. Verfügbar unter https://www.thieme-connect.de/ products/ejournals/html/10.1055/s-0043-114004#N108BD

Mommert-Jauch, P. (2022). Embodiment im Stressmanagement. Ein multimodales Kursmanual zur Förderung der Stressbewältigung. Berlin: Springer Verlag-GmbH.

Müsseler, J. & Rieger, M. (2017). Allgemeine Psychologie. (3. Aufl.). Berlin, Heidelberg: Springer-Verlag.

Myers, D. G. (2008). Psychologie. (2., erweiterte und aktualisierte Aufl.). Heidelberg: Springer Medizin Verlag.

Naidoo, J. & Wills, J. (2019). Lehrbuch Gesundheitsförderung. (3., aktualisierte Aufl.). Bern: Hogrefe Verlag.

Neubauer, E., Junge, A., Pirron, P., Seemann, H. & Schiltenwolf, M. (2006). HKF-R 10 – screening for predicting chronity in acute low back pain (LBP): a prospective clinical trial. *European journal of pain*. 2006; 10(6):559-66.

Pfeiffer, K. (2007). Rückengesundheit. Grundlagen und Module zur Planung von Kursen. Köln: Deutscher Ärzte-Verlag.

Reimann, S. & Pohl, J. (2006). In B. Renneberg & P. Hammelstein (Hrsg.). Gesundheitspsychologie (S. 217-227). Berlin, Heidelberg: Springer.

Satow, L. (2012). SCI – Stress- und Coping-Inventar. Zugriff am 03.02.2024. Verfügbar unter http://www.drsatow.de

Scheffelt, E. & Teichmann, A. K. (2018). Weiter gelernt. Evaluieren Schritt für Schritt – Prozesse und Instrumente am Praxisbeispiel. Berlin: k.o.s GmbH.

Scholz, D. (2014). Pflegeleicht! Anleitung zum Stressmanagement für Gesundheitsberufe. Wien: Facultas Verlags- und Buchhandels AG.

Schuh, A. (2022). Gesunder Schlaf und die innere Uhr. Lebensstilbedingte Schlafstörungen und was man dagegen tun kann. Berlin: Springer-Verlag.

Schultchen, D., Messner, M., Karabatsiakis, A., Schillings, C. & Pollatos, O. (2019). Effects of an 8-Week Body Scan Intervention on Individually Perceived Psychological Stress and Related Steroid Hormones in Hair. *Springer Science+Business Media, LLC, part of Springer Nature 2019*. Zugriff am 29.01.2024 Verfügbar unter https://doi.org/10.1007/s12671-019-01222-7

Schuster, J. & Kümmerle, S. (2010). Der Schlaftrainer: 4 Schritte zu gutem Schlaf. (2. Aufl.). München: GRÄFE und UNZER Verlag GmbH.

Seckendorff, R. (2009). Auswirkungen eines 6-wöchigen Entspannungstrainings (Progressive Muskelrelaxation nach Jacobsen) auf Blutdruck, Herzfrequenz und Herzratenvariabilität sowie psychologische Parameter (Stresserleben, Angst, Ärger) bei gesunden Probanden. Zugriff am 30.01.2024. Verfügbar unter https://refubium.fu-berlin.de/handle/fub188/4527

Sonnentag, S. & Fritz, C. (2007). The Recovery Experience Questionnaire: Development and validation of a measure for assessing recuperation and unwinding from work. *Journal of Occupational Health Psychology*, 12 (3), 204-221.

Sonnentag, S., Cheng , B. H. & Parker, S. L. (2022). Recovery from work: Advancing the field toward the future. Annual Review.

Speth, C. & Speth, J. (2023). Chronische Schlafstörungen bewältigen. Ein kompaktes Trainingsprogramm für Betroffene. Berlin: Springer-Verlag GmbH.

Stechmann, K. (2018): Funktionelles Ganzkörpertraining mit der Faszienrolle: Theoretische und praktische Grundlagen, Übungen und Trainingsprogramme, Marburg: KVM Verlag.

Stöcker, M. (2022). Der Anti-Stress-Ratgeber für Pflege- und Betreuungskräfte. So bewältigen Sie berufliche Belastungen. Hannover: Schlütersche Fachmedien GmbH.

Strobel, I. (2015). Stressbewältigung und Burnoutprävention. Einzelberatung und Leitfaden für Seminare. Stuttgart: Karl F. Haug Verlag.

Trigon Entwicklungsberatung (2024). Mindful Leadership Training. Zugriff am 03.02.2024. Zugriff unter https://mindful-leadership-training.de/?mtm_source=google&mtm_medium=cpc&mtm_campaign=20815666716&mtm_content=161444352132&mtm_kwd=leadership%20training&gad_source=1

Trougakos, J. P., Hideg, I., Cheng, B. H. & Beal, D. J. (2014). Lunch Breaks Unpacked: The Role of Autonomy as a Moderator of Recovery during Lunch. Acadamy Journal, 57 (2), 405-421. Doi: 10.5465/amj.2011.1072.

Wilken, B. (2006). Methoden der kognitiven Umstrukturierung. Ein Leitfaden für die psychotherapeutische Praxis (3., akt. Aufl.). Stuttgart: Kohlhammer.

6   Tabellenverzeichnis

Anhang

Anhang 1:

Fragebogen zur Erfassung von Erholungserfahrungen
(Recovery Experience Questionnaire)

Quelle:
Sonnentag, S., & Fritz, C. (2007). The recovery experience questionnaire: Development and validation of a measure assessing recuperation and unwinding at work. *Journal of Occupational Health Psychology, 12,* 204-221.

Dimension	Items in Deutsch
Abschalten von der Arbeit	... vergesse ich die Arbeit.
	... denke ich überhaupt nicht an die Arbeit.
	... gelingt es mir mich von meiner Arbeit zu distanzieren.
	... gewinne ich Abstand zu meinen beruflichen Anforderungen.
Entspannung	... lasse ich meine Seele baumeln.
	... unternehme ich Dinge bei denen ich mich entspanne.
	... nutze ich die Zeit um zu relaxen.
	... nehme ich mir Zeit zur Muße.
Mastery	... lerne ich neues dazu.
	... suche ich die geistige Herausforderung.
	... tue ich Dinge, die mich herausfordern.
	... unternehme ich etwas, um meinen Horizont zu erweitern.
Kontrolle	... habe ich das Gefühl, selbst entscheiden zu können, was ich tue.
	... bestimme ich meinen Tagesablauf selbst.
	... bestimme ich selbst, wie ich meine Zeit verbringe.
	... erledige ich die Dinge, wie ich will.

An den mit "..." gekennzeichneten Stellen muss der Zeitbezug ergänzt werden, z.B. "Am Feierabend", "Am Wochenende", "In meiner Freizeit..."

Antwort-Format:
1 = *trifft gar nicht zu*
2 = *trifft wenig zu*
3 = *trifft mittelmäßig zu*
4 = *trifft überwiegend zu*
5 = *trifft völlig zu*

Weitere Information:
Sabine Sonnentag, Universität Mannheim, sonnentag@uni-mannheim.de
Charlotte Fritz, Portland State University, fritzc@pdx.edu

Anhang 2:

Heidelberger Kurzfragebogen Rückenschmerz

Dieser Fragebogen hilft uns, Ihre Beschwerden richtig einzuschätzen. Nur so können wir die richtige

Therapie für Sie finden.

Bitte beantworten Sie die Fragen so, wie es am besten für Sie zutrifft.

1. Welches **Geschlecht** haben Sie?
   1 weiblich   0 männlich

2. Was ist Ihr höchster **Schulabschluss**?
   0 kein Abschluss   3 Fachhochschulreife   4 Universität
   0 Hauptschule   3 Abitur   4 Postgraduiert (Dr.)
   1 Mittlere Reife   3 Fachhochschule

3. Haben Sie ihre aktuellen Rückenschmerzen schon länger als 1 Woche?
   0 Ja   1 Nein

4. Haben Sie außer Rückenschmerzen noch **andere Schmerzen**?
   1 nein   0 ja, nämlich:_____

5. Wie stark waren Ihre Rückenschmerzen **in der letzten Woche** durchschnittlich?

   Machen Sie bitte entsprechend der Stärke Ihrer Schmerzen ein Kreuz auf der Stelle der Skala.

   keine   stärkste vorstellbare
   Schmerzen   Schmerzen
   |—|——|——|——|——|——|——|——|——|——|——|
   0 10 20 30 40 50 60 70 80 90 100

6. Wie stark waren Ihre Rückenschmerzen **in der letzten Woche**, wenn es am besten war?

   keine   stärkste vorstellbare
   Schmerzen   Schmerzen
   |—|——|——|——|——|——|——|——|——|——|——|
   0 10 20 30 40 50 60 70 80 90 100

7. Wie stark dürften Ihre Beschwerden noch sein, wenn die **Behandlung erfolgreich** ist?

   keine   stärkste vorstellbare
   Schmerzen   Schmerzen
   |—|——|——|——|——|——|——|——|——|——|——|
   0 10 20 30 40 50 60 70 80 90 100

Bitte beantworten Sie auch die Fragen auf der Rückseite.

I

8. Hilft Ihnen - nach Ihrer bisherigen Erfahrung – *Massage* ihre Rückenschmerzen **zu lindern**?

  ₀ nein   ₁ ja   ₀ ich weiß nicht

9. Wenn Sie in den vergangenen 14 Tagen Ihre Schmerzen bewusst registriert haben, wie oft sind Ihnen die folgenden **Gedanken und Gefühle** durch den Kopf gegangen?

	nie fast nie		selten manchmal		oft meistens		jedesmal
a. Was kann nur dahinter stecken?	0	1	2	3	4	5	6
b. Warum muss ich nur diese schwere Last ertragen?	0	1	2	3	4	5	6
c. Ich glaube beinahe, die gehen überhaupt nicht wieder weg.	0	1	2	3	4	5	6
d. Diese üblen Schmerzen verderben mir aber auch alles!	0	1	2	3	4	5	6
e. Was bedeutet das nur?	0	1	2	3	4	5	6
f. Ich werde doch keinen Tumor haben?	0	1	2	3	4	5	6
g. Bald ertrage ich es nicht mehr länger!	0	1	2	3	4	5	6
h. Ob ich die gleiche, schlimme Krankheit habe wie...	0	1	2	3	4	5	6
j. Ach, das wird überhaupt nicht besser.	0	1	2	3	4	5	6
k. Hach, jetzt ist wieder der ganze Tag verdorben.	0	1	2	3	4	5	6
l. Das Leben mit diesen Schmerzen ist kaum noch lebenswert!	0	1	2	3	4	5	6
m. Was mache ich nur, wenn sie jetzt wieder schlimmer werden?	0	1	2	3	4	5	6
n. Wie lange muss ich diese Schmerzen noch ertragen?	0	1	2	3	4	5	6
o. Es wird doch keine schlimme Krankheit dahinterstecken?	0	1	2	3	4	5	6

10. Wie war Ihr **Befinden** in den letzten 14 Tagen?

	nie/ selten	manchmal	oft	meistens/ immer
a. Ich fühle mich bedrückt, schwermütig und traurig.	0	1	2	3
b. Ich weine plötzlich oder mir ist oft zum Weinen zumute.	0	1	2	3
c. Ich kann nachts schlecht einschlafen.	0	1	2	3
d. Ich bin unruhig und kann nicht stillhalten.	0	1	2	3
e. Ich tue Dinge, die ich früher tat, immer noch gern.	0	1	2	3

Vielen Dank!

2

27/31

Anhang 3:

Fragebogen zum Umgang mit Stress (SCI)

Vorname: _____   Nachname: _____

Geburtsdatum: _____   Geschlecht: männlichen ☐   weiblich ☐

Testdatum: _____   Ort: _____

Anleitung:

Antworten Sie möglichst spontan! Es gibt keine richtigen oder falschen Antworten. Achten Sie darauf, dass Sie keine Aussage auslassen.

Inwieweit haben Sie sich in den letzten drei Monaten durch folgende Unsicherheiten belastet gefühlt?

	nicht belastet						sehr stark belastet
Unsicherheit durch finanzielle Probleme.	☐	☐	☐	☐	☐	☐	☐
Unsicherheit in Bezug auf Ihren Wohnort.	☐	☐	☐	☐	☐	☐	☐
Unsicherheit in Bezug auf Arbeitsplatz, Ausbildungsplatz, Studium oder Schule.	☐	☐	☐	☐	☐	☐	☐
Unsicherheit in Bezug eine ernsthafte Erkrankung.	☐	☐	☐	☐	☐	☐	☐
Unsicherheit in Bezug auf die Familie oder Freunde.	☐	☐	☐	☐	☐	☐	☐
Unsicherheit in Bezug auf die Partnerschaft.	☐	☐	☐	☐	☐	☐	☐
Unsicherheit in Bezug auf wichtige Lebensziele.	☐	☐	☐	☐	☐	☐	☐

Inwieweit haben Sie sich in den letzten drei Monaten durch folgende Ereignisse und Probleme überfordert gefühlt?

	Nicht überfordert						Sehr stark überfordert
Schulden oder finanzielle Probleme	☐	☐	☐	☐	☐	☐	☐
Wohnungssuche oder Hausbau	☐	☐	☐	☐	☐	☐	☐
Leistungsdruck am Arbeitsplatz, im Studium, in Ausbildung oder Schule	☐	☐	☐	☐	☐	☐	☐
Erwartungen und Ansprüche der Familie oder Freunde	☐	☐	☐	☐	☐	☐	☐
Erwartungen und Ansprüche des Partners	☐	☐	☐	☐	☐	☐	☐
gesundheitliche Probleme	☐	☐	☐	☐	☐	☐	☐
eigene Erwartungen und Ansprüche	☐	☐	☐	☐	☐	☐	☐

Inwieweit haben Sie sich in den letzten drei Monaten durch tatsächlich eingetretene negative Ereignisse belastet gefühlt?

	Nicht eingetreten/ belastet						sehr stark belastet
Verlust von finanziellen Mitteln (mehr als 50.000 EUR)	☐	☐	☐	☐	☐	☐	☐
Verlust von Wohnung oder Haus / Umzug / neuer Wohnort	☐	☐	☐	☐	☐	☐	☐
Verlust von Arbeitsplatz, Ausbildungsplatz, Studienplatz oder Verweis von der Schule	☐	☐	☐	☐	☐	☐	☐
Verlust von Familienangehörigen oder Freunden	☐	☐	☐	☐	☐	☐	☐
Verlust oder Trennung vom Partner	☐	☐	☐	☐	☐	☐	☐
Verlust von Gesundheit oder Handlungsfähigkeit	☐	☐	☐	☐	☐	☐	☐
eigenes Scheitern in wichtigen Lebensbereichen	☐	☐	☐	☐	☐	☐	☐

2

Stress und Druck können körperliche Symptome verursachen. Welche Symptome haben Sie bei sich in den letzten sechs Monaten beobachtet?

	trifft gar nicht zu	trifft eher nicht zu	trifft eher zu	trifft genau zu
Ich schlafe schlecht.	☐	☐	☐	☐
Ich leide häufig unter Magendrücken oder Bauchschmerzen.	☐	☐	☐	☐
Ich habe häufig das Gefühl einen Kloß im Hals zu haben.	☐	☐	☐	☐
Ich leide häufig unter Kopfschmerzen.	☐	☐	☐	☐
Ich grüble oft über mein Leben nach.	☐	☐	☐	☐
Ich bin oft traurig.	☐	☐	☐	☐
Ich habe oft zu nichts mehr Lust.	☐	☐	☐	☐
Ich habe stark ab- oder zugenommen (mehr als 5kg).	☐	☐	☐	☐
Meine Lust auf Sex ist deutlich zurückgegangen.	☐	☐	☐	☐
Ich ziehe mich häufig in mich selbst zurück und bin dann so versunken, dass ich nichts mehr mitbekomme.	☐	☐	☐	☐
Ich habe Zuckungen im Gesicht, die ich nicht kontrollieren kann.	☐	☐	☐	☐
Ich kann mich schlecht konzentrieren.	☐	☐	☐	☐
Ich habe Alpträume.	☐	☐	☐	☐

3

Wie gehen Sie mit Stress um? Es gibt keine richtigen oder falschen Antworten. Antworten Sie möglichst spontan und lassen Sie keine Aussage aus.

		trifft gar nicht zu	trifft eher nicht zu	trifft eher zu	trifft genau zu
positiv	Ich sage mir, dass Stress und Druck auch ihre guten Seiten haben.	☐	☐	☐	☐
alk (-)	Egal wie groß der Stress wird, ich würde niemals wegen Stress zu Alkohol oder Zigaretten greifen.	☐	☐	☐	☐
aktiv	Ich mache mir schon vorher Gedanken, wie ich Zeitdruck vermeiden kann.	☐	☐	☐	☐
support	Wenn ich mich überfordert fühle, gibt es Menschen, die mich wieder aufbauen.	☐	☐	☐	☐
positiv	Ich sehe Stress und Druck als positive Herausforderung an.	☐	☐	☐	☐
positiv	Auch wenn ich sehr unter Druck stehe, verliere ich meinen Humor nicht.	☐	☐	☐	☐
aktiv	Ich versuche Stress schon im Vorfeld zu vermeiden.	☐	☐	☐	☐
rel	Bei Stress und Druck finde ich Halt im Glauben.	☐	☐	☐	☐
rel	Gebete helfen mir dabei, mit Stress und Bedrohungen umzugehen.	☐	☐	☐	☐
rel	Egal wie schlimm es wird, ich vertraue auf höhere Mächte.	☐	☐	☐	☐
alk	Wenn mir alles zu viel wird, greife ich manchmal zur Flasche.	☐	☐	☐	☐
aktiv	Ich tue alles, damit Stress erst gar nicht entsteht.	☐	☐	☐	☐
support	Wenn ich unter Druck gerate, habe ich Menschen, die mir helfen.	☐	☐	☐	☐
alk	Bei Stress und Druck entspanne ich mich abends mit einem Glas Wein oder Bier.	☐	☐	☐	☐
support	Bei Stress und Druck finde ich Rückhalt bei meinem Partner oder einem guten Freund.	☐	☐	☐	☐
positiv	Bei Stress und Druck konzentriere ich mich einfach auf das Positive.	☐	☐	☐	☐
aktiv	Bei Stress und Druck beseitige ich gezielt die Ursachen.	☐	☐	☐	☐
rel	Bei Stress und Druck erinnere ich mich daran, dass es höhere Werte im Leben gibt.	☐	☐	☐	☐
support	Egal wie schlimm es wird, ich habe gute Freunde, auf die ich mich immer verlassen kann.	☐	☐	☐	☐
alk	Wenn ich zu viel Stress habe, rauche ich eine Zigarette.	☐	☐	☐	☐

E-Mail

Zur Auswertung an Therapeut senden

4

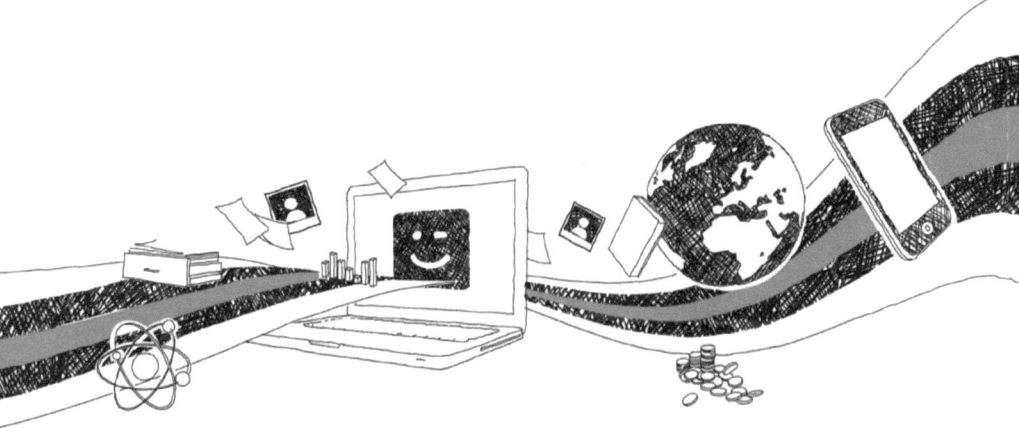
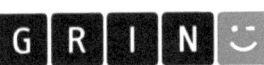